CONTRIBUTION A L'ÉTUDE

DE

L'ÉTIOLOGIE DE LA PNEUMONIE

CHEZ LES JEUNES RECRUES

PAR

Emmanuel GUILLOT

DOCTEUR EN MÉDECINE DE LA FACULTÉ DE PARIS

Aide-médecin de la Marine

Membre correspondant national de la Société d'Anthropologie de Paris

MAYENNE

IMPRIMERIE DE L'OUEST, A. NÉZAN

1887

CONTRIBUTION A L'ÉTUDE

DE

L'ÉTIOLOGIE DE LA PNEUMONIE

CHEZ LES JEUNES RECRUES

PAR

Emmanuel GUILLOT

DOCTEUR EN MÉDECINE DE LA FACULTÉ DE PARIS

Aide-médecin de la Marine

Membre correspondant national de la Société d'Anthropologie de Paris

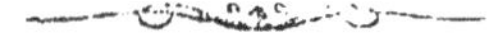

MAYENNE

IMPRIMERIE DE L'OUEST, A. NÉZAN

1887

A LA MÉMOIRE DE MON PÈRE ET DE MA MÈRE

A MON FRÈRE ET A MA BELLE-SOEUR

A MES PARENTS

A MES AMIS

A M. LE Dr DUCHATEAU

Professeur à l'École de Médecine Navale de Brest

A MON PRÉSIDENT DE THÈSE

M. LE PROFESSEUR PETER

Professeur à la Faculté de Médecine de Paris

Membre de l'Académie de Médecine

Officier de la Légion d'honneur

CONTRIBUTION A L'ÉTUDE

DE

L'ÉTIOLOGIE DE LA PNEUMONIE

CHEZ LES JEUNES RECRUES

CHAPITRE PREMIER

HISTORIQUE

Introduction.

La pneumonie lobaire aiguë, appelée aussi pneumonie fibrineuse, pneumonie croupale et plus rarement pneumonite, péripneumonie, est la plus commune des inflammations pulmonaires. Souvent bénigne malgré les symptômes alarmants de son invasion, elle peut être parfois d'un pronostic sévère, et ces deux processus opposés ont concouru à attirer de tout temps sur elle l'attention de ceux qui étudient l'art de guérir.

Hippocrate et Arétée la connaissaient ou, pour mieux dire, l'englobaient sous le nom de péripneumonie avec plusieurs autres maladies aiguës des organes thoraciques. Ce fut en vain que Gallien après Hippocrate essaya d'établir le diagnostic entre la pleurésie et la pneumonie, bien qu'il pressentît que ces deux maladies fussent distinctes et pussent exister et évoluer l'une sans l'autre. Dans la suite, Cœlius Aurelianus, Valsalva, Morgagni, Huxham se rangèrent à l'avis de Gallien et marchèrent dans la voie qu'il avait tracée : d'autres comme Cullen, Sydenham et plus près de nous Portal refusèrent d'admettre aucune différence entre la pneumonie et la pleurésie.

Les travaux de Laënnec élucidèrent la question : il détermina la lésion, la caractérisa anatomiquement ; il reconnut les signes cliniques de la maladie, et put les affirmer avec certitude. De ce jour, la pneumonie prit, pour ne plus la perdre, dans le cadre nosologique, la place que nous lui reconnaissons actuellement.

Dès que ces faits furent acquis, une nouvelle controverse ne tarda pas à surgir, d'un ordre plus élevé, et à diviser le monde médical : il s'agissait de déterminer la nature et la pathogénie du processus pneumonique. Le début frappant et si souvent identique de la pneumonie, la marche cyclique de la fièvre, tout cet ensemble de phénomènes qui se présentent, pour ainsi dire, à échéance fixe et auxquels il faut bien en convenir, on s'est plu parfois à attribuer une régularité qui existait peut-être plus dans l'esprit de l'observateur que dans l'évolution clinique ; la fréquence des phénomènes critiques ; tout contribuait à faire considérer la pneumonie comme une maladie générale d'emblée, frappant à son début tout l'organisme et portant ultérieurement son action nocive spécialement sur le poumon, en vertu d'une élection particulière analogue à celle que le miasme paludéen manifeste pour la rate. Telle était la théorie que soutenait l'École de Montpellier, même Cayol dans une chaire de Paris professait la même doctrine en 1828. Cependant, l'École de Paris, inspirée par les travaux de Laënnec, de Broussais, de Bouillaud, ne voyait primitivement dans la pneumonie qu'une maladie exclusivement locale. La phlegmasie pulmonaire se développait sous l'influence d'une cause variable et l'organisme tout entier réagissait avec fracas, comme il l'eût fait en présence de toute autre inflammation violente.

En 1873, M. Marotte et peu après M. le professeur G. Sée, en France; en Angleterre, Stürger, en Allemagne Jurgensen, Cohnheim, Heidenhaim et presque toute l'École allemande, déterminèrent un revirement dans l'opinion du monde médical en faveur de la théorie de la fièvre pneumonique. Ils attribuèrent la production de la pneumonie à un principe spécifique morbide, infectant l'organisme tout entier avec une localisation thoracique, de même que le poison typhique a une localisation intestinale, et les fièvres infectieuses, en général, une localisation ganglionnaire. Bientôt après, Klebs, Eberth, Friedlander, Frænkel et Talamon, découvrirent des microbes qu'ils incriminèrent comme cause du mal.

Nous ne nous attarderons pas à exposer les raisons présentées en faveur de l'une et de l'autre théorie. MM. Hallopeau et Hanot les ont discutées avec autant d'érudition que de puissance de raisonnement. Tous deux se rangent, avec M. le professeur Peter et la majorité des cliniciens français, à la théorie soutenue anciennement par l'École de Paris.

De son côté, l'Ecole allemande a trouvé des arguments sérieux en faveur de son opinion dans l'étude de quelques épidémies de pneumonie, telles que celles mentionnées par Bradburry, par Banti, à Florence, en 1877-1878, celle relatée récemment par Dahl à Christiania, et l'épidémie de prison, suivie par Rodman dans le Kentucky. Rodman a vu, sur 735 prisonniers, 118 cas de pneumonie asthénique en quelques mois ; 35 cas se sont terminés par la mort. Rodman pensait que la pneumonie s'était développée sous l'influence d'un poison spécial, engendré par l'action combinée de l'encombrement et de la malpropreté excessive.

Il nous a paru intéressant de rapprocher des épidémies que nous avons citées plus haut un certain nombre de cas de pneumonies que nous avons observés cette année à l'Hôpital maritime de Brest et qui nous ont frappé par leur déviation générale du type clinique normal, par l'identité ou tout au moins la grande ressemblance des milieux où ils ont pris naissance ; et ici le mot milieu sert à désigner aussi bien les individus chez lesquels la maladie a évolué que les conditions d'habitation où ils se trouvaient ; enfin par l'analogie des causes que nous jugeons devoir leur être assignées.

L'objet de ce travail sera d'exposer ces cas cliniques et de rechercher, dans la discussion de leur étiologie, les arguments qui nous paraîtront en ressortir naturellement en faveur de l'une ou l'autre interprétation de la nature de la pneumonie en général.

CHAPITRE II

ETUDE DE QUELQUES CAS DE PNEUMONIE

J'ai pu observer à l'Hôpital maritime de Brest, du mois d'avril 1886 au mois de septembre de la même année, l'existence de nombreux cas de pneumonies qui se sont toutes présentées dans des conditions particulières, avec des symptômes qui ont paru assez spéciaux pour donner à l'évolution du processus un caractère distinctif et m'engager à rechercher soigneusement l'étiologie de la lésion.

1° Ces pneumonies se sont toutes produites chez de jeunes matelots ou de jeunes soldats arrivés au service depuis 5 à 6 mois environ, souvent moins, rarement plus.

2° Elles ont offert un ensemble de caractères asthéniques si frappant et l'état général semblait si peu déterminé par la lésion locale que l'on eût été tenté de ne voir dans la pneumonie qu'un épiphénomène survenu dans le cours d'un état typhoïde, si l'apparition rapide de la détermination thoracique dans tous les cas n'eût prouvé, avec toute évidence, qu'elle n'existait pas là comme lésion secondaire.

3° La défervescence ne s'est faite presque jamais avec la soudaineté si fréquente dans la pneumonie : elle a eu lieu lentement par lysis : après la disparition de la lésion locale la fièvre a persisté en prenant toutefois le plus souvent le type descendant, en même temps qu'elle revêtait parfois un caractère d'intermittence que rien ne venait justifier ; l'herpès, les sueurs abondantes, les symptômes critiques en général ont presque toujours fait défaut.

Les malades qui font l'objet de cette étude présentaient à leur arrivée à l'hôpital les symptômes suivants :

Ils étaient frappés d'une prostration plus ou moins considérable ; ils accusaient bien rarement le frisson violent qui accompagne si souvent le début de la pneumonie ; la dyspnée ne présentait qu'une très-faible intensité : quant à la douleur du point du côté, elle était constante, il est vrai, mais peu pénible pour le malade. Ce qui dominait la scène, c'était l'adynamie, la stupeur, la lenteur de la perception auditive et de la parole, parfois même quelques phénomènes ataxiques ; le plus souvent, on trouvait aussi du délire fugace et intermittent, une attitude particulièrement obstinée du corps qui faisait penser tout d'abord à une contracture généralisée. Parfois le malade accusait des douleurs épigastriques et abdominales qui n'augmentaient pas à la pression dans la fosse iliaque droite, il existait fréquemment de la diarrhée fétide. Parfois il y avait eu déjà ou nous voyions se produire des épistaxis répétées, la langue était sèche, noire, souvent brûlée et un peu trémulente ; la rate ne paraissait pas tuméfiée, à la palpation. Certains se plaignaient de céphalalgie, le plus souvent peu douloureuse, parfois très-violente. Nous ne trouvions pas de taches rosées et dans l'évolution ultérieure de la maladie nous n'en avons pas vu.

L'examen de l'appareil thoracique, au moment de leur entrée, nous révelait dans la plupart des cas un peu d'hypertrophie cardiaque sur laquelle nous reviendrons dans la suite ; le choc du cœur était violent, précipité, mais aucun signe ne poussait à localiser dans le cœur ou les annexes le siège de la lésion capitale.

Du côté des poumons, ce qui frappait tout d'abord, c'était un manque de netteté, une sorte d'hésitation dans les signes physiques : diminution de la sonorité dans un côté de la poitrine, légère augmentation des vibrations thoraciques, respiration obscure, rude, accompagnée de râles muqueux nombreux, de quelques râles crépitants et de retentissement de la voix.

Les urines n'ont pas été examinées tous les jours. A l'entrée, elles ne contenaient pas d'albumine, pas plus que dans les examens qui en ont été faits les jours suivants à intervalles plus ou moins réguliers.

La température atteignait ordinairement à ce moment 40°.

Pendant la nuit qui suivait l'entrée à l'hôpital, le malade avait de la somnolence et des rêvasseries, et généralement commençait à expectorer quelques crachats rouillés qui mettaient sous les yeux la preuve irrécusable d'une lésion pulmonaire qui se dérobait encore parfois plus ou moins à l'examen physique. Cependant en auscultant dans l'aisselle du côté malade ou dans l'espace omo-vertébral, on entendait toujours ou des râles crépitants ou du souffle tubaire ; en même temps que les râles crépitants, on entendait dans le reste du poumon des râles muqueux ; bien souvent le souffle était comme atténué et ne présentait pas l'éclat et la netteté avec lesquels il se produit d'ordinaire.

L'expectoration était peu abondante. La douleur ne tardait pas à disparaître, soit spontanément, soit sous l'influence de quelques ventouses scarifiées, ou de une ou deux injections de morphine. Les rémissions matinales étaient peu marquées au début. Les symptômes ataxiques qui avaient quelquefois existé à l'entrée à l'hôpital, disparaissaient et faisaient place à de la prostration ; tous les cas rentraient de la sorte dans un même cadre clinique. La matité, le souffle tubaire, la bronchophonie envahissaient deux tiers du poumon.

La respiration se maintenait entre vingt-cinq et trente inspirations par minute ; le pouls était moins dur et moins vibrant que n'eût pu le faire supposer la violence du choc cardiaque, parfois il était très légèrement dicrote. La diarrhée, parfois persistait, parfois disparaissait sans cause bien appréciable ; la langue restait sèche, brûlée, trémulente ; pas de soubresauts de tendons.

L'état de dépression du malade était toujours au premier rang parmi les symptômes.

Tel était, avec une légère aggravation vespérale, avec quelques variantes peu remarquables dues à la différence des tempéraments, aux variations journalières des conditions météorologiques, le tableau clinique que présentaient ces malades.

Après une période de 4 à 7 jours, les signes de la lésion pulmonaire s'atténuaient après avoir erré un peu, ils disparaissaient laissant comme témoins de l'attaque subie par le poumon, quelques râles sous-crépitants et des râles muqueux.

A l'inverse de ce que l'on voit dans la pneumonie franche, la fièvre persistait plus longtemps que la lésion locale avec son même caractère adynamique ; les malades, au moment où la respiration tendait à reprendre le type normal, n'accusaient pas cette détente, ce mieux être qui suit une crise ; bien que leur sort nous eût rarement inspiré de graves inquiétudes, ils restaient déprimés, abattus, comme craintifs, écrasés par l'imminence d'un processus morbide encore à redouter, l'élément fébrile ne disparaissait que par lysis. Avec des températures normales le matin, on se trouvait le soir en présence d'une légère hyperthermie ; on ne pouvait rien trouver, ni antécédents paludéens, ni tuberculose commençante, ni lésions anciennes de l'appareil génito-urinaire qui pût légitimer cette intermittence fébrile ; à cette période nous trouvions les muqueuses anémiées, décolorées, jaunâtres, les malades présentaient une diminution considérable des forces organiques. Quoique l'examen hématologique n'ait pas été fait, leur état général indiquait une perte considérable des globules rouges. Pendant ce temps la langue se débarrassait de ses impuretés, redevenait humide , l'appétit renaissait, mais très calme et très modéré et non insatiable, comme on eût été en droit de s'attendre à le voir chez des jeunes gens de cet âge ; le plus léger écart de l'alimentation amenait des nausées, de la diarrhée, parfois même le retour de la fièvre ; enfin, le malade se remettait lentement, revenait à la santé et surmontant sa timidité se hasardait à demander un congé de convalescence qui lui permît d'aller voir en réalité son pays et son foyer, dont il avait vu tant de fois le mirage dans les rêveries de ses nuits d'insomnie.

A côté de ces cas nombreux, d'autres que nous aurions été porté à ranger, à leur début, dans le cadre tracé plus haut subissaient dans leur évolution un arrêt prématuré et nous offraient des exemples d'une forme abortive de la même maladie.

Fallait-il voir dans cette évolution morbide une fièvre saisonnière qui se serait accompagnée d'une pneumonie secondaire? Cette idée ne nous paraissait pas non plus acceptable. Le début de la pneumonie coïncidait presque avec celui de la maladie, cette pneumonie quoique présensentant moins d'importance que l'état général, frappait l'observateur, elle forçait à la voir, elle semblait faire partie du processus morbide à titre intégrant. Restait l'hypothèse d'une cause banale, d'un refroidissement, par exemple, venant à frapper simultanément une grande quantité d'hommes, déterminant chez eux une même localisation thoracique, accompagnée de symptômes spéciaux dus peut-être à l'état de fatigue où ils se trouvaient au moment où ils avaient été atteints. Mais le refroidissement a beaucoup perdu de son antique prérogative comme cause déterminante de la pneumonie. Marotte nie absolument son influence. Griesinger lui attribue, dans l'étiologie de la pneumonie, un quotient de 2 pour 100. Chomel, sur 79 cas de pneumonie, trouve seulement 14 malades qui aient pu éprouver un refroidissement quelconque. Grisolle, sur 205, en a noté 49. Les expériences de Heidenhain, celles de Dreschfeldt et d'autres instituées en France ont puissamment concouru à restreindre la part du refroidissement. On a objecté aux observateurs qu'on ne peut conclure à l'homme d'expériences faites sur le chien, animal dont la peau ne sue pas. Il reste vrai néanmoins qu'un chien dont on a élevé la température générale par une course rapide et sur la peau rasée duquel on a pulvérisé de l'éther méthylique doit se trouver à peu près dans les mêmes conditions qu'un homme, qui, en pleine transpira-

CHAPITRE III

DIAGNOSTIC

Qu'était-ce que cet ensemble de symptômes morbides? Par quel nom le désigner? L'exposé clinique que nous venons de détailler, suffit à lui seul pour nous faire écarter la désignation de pneumonie lobaire aiguë franche.

Devions-nous penser à une pneumonie à forme typhoïde épidémique....? Nous ne le croyons pas. L'adynamie qui caractérisait la forme de pneumonie que nous observions attira d'abord toute notre attention et nous aurions qualifié volontiers cette maladie du nom de typhoïde épidémique; mais nous fûmes forcé de remarquer qu'il n'y avait ni tuméfaction de la rate, ni albuminurie, ni teinte ictérique des téguments, etc. Nulle part le poison typhique n'avait imprimé sa signature : pas de soubresauts des tendons, pas d'engorgements glandulaires, d'ailleurs il est probable qu'une pneumonie typhoïde eût importé avec elle un cachet épidémique général qui manquait dans le cas actuel. Sur l'équipage de *la Bretagne*, qui est de douze cents hommes environ, à la Division des équipages de la Flotte, la maladie avait trié pour ainsi dire avec soin, ceux qu'elle a frappés, les jeunes recrues. Il serait étrange qu'un élément infectieux exogène se fût attaqué avec une spécialisation si marquée à une seule catégorie d'individus, respectant par ailleurs tous ceux au milieu desquels ils vivaient.

tion, se voit exposé à un refroidissement subit. D'ailleurs ceux de nos malades que nous avons interrogés à ce sujet n'ont pu, sauf un et encore le cas eût-il été discutable, attribuer leur maladie à du refroidissement. Mais il faut reconnaître cependant que par leur profession et l'incurie qu'ils témoignent à l'égard de leur santé ils avaient pu être exposés bien souvent à des alternatives de chaleur et de refroidissement et que chez quelques d'entre eux peut-être, un de ces refroidissements, qui n'eût rien déterminé en temps ordinaire, a pu trouver l'organisme en état de réceptivité morbide et devenir une cause déterminante de maladie.

M. le Professeur Duchâteau, chargé du service de la salle 9, attira alors notre attention sur l'âge des malades, aussi bien que sur le peu de temps écoulé depuis leur arrivée au service, et rapprochant les pneumonies que nous observions de certaines fièvres, que nous avions vues évoluer dans le service et dont nous donnons plus loin une observation, il nous engagea à chercher l'étiologie des faits qui nous préoccupaient dans l'ensemble des conditions pathogéniques qui constituent le surmènement et qui semblaient trouver ici une place de causalité tout indiquée.

CHAPITRE IV

DU SURMENAGE

Jusqu'à présent, le rôle du surmenage a été beaucoup trop restreint dans les traités nosologiques. La pathologie a surtout étudié la fatigue dans les manifestations qu'elle peut produire sur des fonctions déterminées de l'organisme, mais on s'est moins occupé de chercher à la ranger parmi ces grands facteurs qui peuvent, par eux-mêmes, déterminer une évolution morbide à laquelle ils impriment un cachet spécial, en s'attaquant à l'organisme tout entier. M. Colin ne la cite même pas parmi ce qu'il appelle les causes morbides typhogènes.

M. Peter, après avoir étudié certains cas pathologiques qui se sont présentés à son examen, a formulé le premier la théorie si ingénieuse et si vraisemblable de l'autotyphisation.

« La fatigue, dit-il, donne lieu aussi bien dans l'ordre moral que dans l'ordre physique à des produits de désassimilation qui doivent être incessamment éliminés. Lorsque nous faisons mouvoir nos muscles, nous produisons de la créatine et de la créatinine, et le cerveau qui travaille fait de la leucine et de la cholestérine. Ces divers éléments de désassimilation ainsi que beaucoup d'autres » — et sur ces autres produits nous nous proposons d'attirer spécialement l'attention — « sont destinés à disparaître promptement de l'économie, mais ils ne tarderont pas à infecter le sang lorsque sous l'influence d'un travail intellectuel ou musculaire exagéré ils se seront produits en trop grande quantité pour pouvoir être éliminés par les émonctoires naturels.

C'est bien ce qui arrive chez les animaux surmenés qui sont atteints de fièvre charbonneuse ; dans les armées nombreuses, chez les jeunes soldats qui sont exposés au typhus par les marches forcées, l'alimentation insuffisante, les préoccupations sérieuses, les fatigues de toute sorte qui atteignent le corps et l'esprit ». Et parlant du cas clinique qui lui inspirait ces réflexions, il ajoute : « C'est en somme ce qui est survenu chez cette pauvre femme qui n'avait pu se débarrasser après dix-sept nuits de veilles, de crainte, d'angoisses terribles des nombreux matériaux de désassimilation dont son organisme était encombré. En un mot, cette maladie n'était pas venue du dehors, c'était une autotyphisation par fatigue, c'était une maladie typhique. »

Nous allons étudier maintenant le surmènement en général ; quelles ont été chez les jeunes soldats ou matelots qui font l'objet de cette étude, les conditions qui ont concouru à le produire, et comment les faits pathologiques produits par le surmènement trouvent vis-à-vis des pneumonies que nous analysons une place étiologique.

Nous appliquerons au surmènement la définition que Carrieu donne de la fatigue : « Un trouble dans l'activité des éléments anatomiques causé par un fonctionnement exagéré au point que la réparation y est momentanément impossible. »

Le mot surmènement explique l'idée d'une fatigue généralisée à tout l'organisme, épuisant par l'intensité de l'effort produit ou par sa prolongation tout l'individu qui se trouve à un moment donné dans un tel état de dépression vitale qu'il ne peut arriver à se ressaisir lui-même, pour ainsi dire, et à se concentrer de nouveau au milieu d'une pareille dispersion de ses forces, que grâce à un repos prolongé. Le surmènement peut être produit par l'effort d'un système pris à part, et dont la déchéance rejaillira en même temps sur tout l'organisme : système musculaire, système nerveux, système de la nutrition. Le travail intellectuel, comme le travail physique, poussé à un degré excessif, avec une continuité qui ne donne pas aux tissus le temps de la réparation, aboutit absolument aux mêmes résultats. Le surmènement peut être extrême et n'avoir pour dénonement inévitable que la suppression de l'être, tel par exemple qu'on le voit se produire chez les animaux forcés, qui s'arrêtent essoufflés, vacillent sur leurs jambes et tombent morts : le surmènement a d'autant plus de chance d'avoir ce dénouement fatal qu'il a été plus rapide. Il peut encore être lent, c'est-à-dire produit par un ensemble de dépenses répétées quotidiennement sans que l'organisme trouve les réparations suffisantes ; plus l'individu s'obstine à fournir sa tâche, plus il se trouve dans une situation de déchéance et d'infériorité physiologiques, jusqu'au jour où les éléments privés de force et de nutrition refusent tout concours et obligent enfin à leur accorder le repos qui leur est dû. C'est surtout de cette forme lente du surmènement qu'il sera question dans cette étude.

Dans un tableau dont nous ne tracerons que les traits principaux nous allons exposer les causes d'ordre physique ou d'ordre moral qui peuvent produire le surmènement chez les jeunes recrues, qui ont servi de terrain d'évolution à la pneumonie que nous avons décrite.

Tous ces soldats ou matelots étaient jeunes et venus depuis peu de temps au service, de deux à six mois. La plupart d'entre eux venaient de la campagne ou du littoral, beaucoup savaient à peine parler français, plusieurs même pas du tout. La plupart de ces jeunes gens, qu'ils soient désignés par le sort ou inscrits maritimes, n'envisagent pas au début le service militaire sans une certaine terreur : il vient les prendre au moment où ils vont jouir de la liberté et de l'indépendance que leur donne l'âge adulte et le salaire d'homme qu'ils commencent à gagner, qu'ils soient cultivateurs ou pêcheurs. D'ailleurs plus que tout autre le Breton se fait difficilement à la pensée de quitter le pays où il est né, où il a vécu jusqu'à vingt ans : la nostalgie du début a plus de prise sur lui. Ce n'est pas sans avoir des idées bien sombres qu'il quitte son sillon ou ses filets, et il arrive au régiment ou à bord sans enthousiasme, dans un état de tristesse qui confine au découragement. Fonssagrives a dit que l'inscrit maritime, préparé par sa vie antérieure à l'existence nautique, accepte sans peine le service de l'Etat. Il y a peut-être là un peu d'optimisme. De fait, la vie maritime telle qu'il l'a rêvée, c'est sur son bateau de pêche avec une existence faite de hasards et de liberté, ou sur les navires de commerce, aux longues traversées sans exercices autres que les manœuvres indispensables ; ce qu'il redoute au service de l'Etat, c'est la discipline, la vie régulière, l'emploi méthodique de toutes les heures de la journée, cette foule de choses qu'on va forcer son esprit à apprendre, sans que, dans son ignorance obstinée, il en reconnaisse l'utilité. Sur ces natures jeunes et peu capables de réaction, cette impression du début agit donc avec une ténacité implacable et détermine une dépression fâcheuse.

A la caserne ou à bord, on donne au nouvel arrivé, un vêtement auquel il n'est pas habitué, et peut-être pourrait-on reprocher au costume du matelot, de sacrifier un peu trop à l'élégance aux dépens de l'hygiène, en protégeant insuffisamment la poitrine contre le froid. — Le couchage, à son tour, demande toute une initiation, une accoutumance, les premières nuits sont insuffisamment réparatrices. Quand sonne la diane, ils se relèvent fatigués après un sommeil trop court, assez souvent écorné par le quart de nuit, dans une chambre ou dans une batterie remplie d'exhalaisons malsaines, des produits volatils de toutes ces sécrétions humaines, d'un air ruminé par toutes les poitrines. On ne saurait trop faire remarquer l'influence nocive de cette atmosphère chargée de principes divers et septiques, brassés par toutes les respirations, dans la cohabitation de la chambre ou de la batterie. Les exemples ne sont plus à compter de jeunes soldats, issus de parents sains, sans aucun antécédent héréditaire, et revenant mourir chez eux, tuberculeux, après deux ou trois ans de service. Le plus gros facteur de cette déchéance acquise est, certainement, cette promiscuité d'un air impur et respiré par l'un et par l'autre et qui porte, dans ces jeunes poitrines, toujours au moins des miasmes malsains, parfois des germes mortels. Beaucoup des bronchites, si fréquentes chez les jeunes soldats, doivent probablement être attribuées à l'action irritante sur le poumon des exhalaisons animales, qui agissent avec d'autant plus d'action sur un organisme que le sommeil place dans un état moindre de résistance morbide.

Nous touchons maintenant à une question importante, celle de la nourriture. Nous ne pouvons la traiter avec tous les détails qu'elle comporterait, ce serait un trop long chapitre d'hygiène : qu'il nous soit seulement permis de dire que l'alimentation est peut-être un peu mesurée pour des hommes jeunes, en voie de formation, fatigués par un travail, qui, d'une façon absolue, n'est pas excessif, mais qui paraît considérable avant que l'organisme ne s'y soit habitué et adapté. Peut-être aussi pourrait-on trouver que les heures des repas eussent pu être mieux réparties pour permettre une plus juste compensation entre la réparation et les pertes.

D'un autre côté, la discipline militaire paraît toujours rude et pesante à des hommes qui n'y ont pas été préparés par l'initiation d'une vie régulière comme l'existence du collége, par exemple, et qui ont gardé, au moins dans les détails journaliers de la vie, jusqu'à l'âge de vingt ans, une plus ou moins grande liberté d'allures. Ils la subissent à contre-cœur et sont très péniblement affectés par les moindres et plus légitimes punitions.

Enfin, la plupart d'entre eux ont, au moment du départ, reçu de leurs parents un peu d'argent qu'ils emploient trop souvent en orgies malsaines. Dans les cabarets, on leur sert à vil prix des alcools frelatés qui leur procurent une ivresse empoisonnée dont le réveil les laisse sous le coup d'une dépression considérable ; ces excès ne peuvent donc que concourir avec le reste à la perturbation générale des forces.

Nous avons réuni ensemble ces causes différentes, qu'elles soient d'ordre moral ou d'ordre physique, car pour nous, elles concourent à produire un même résultat : une perturbation de la nutrition ; dans la genèse du surmènement, ces conditions sont simplement adjuvantes de celle que nous allons étudier maintenant et qui occupera le premier rang étiologique.

Cette cause prépondérante, c'est la fatigue organique que déterminent les exercices variés, les travaux nombreux et pénibles que l'on impose à l'excès aux jeunes recrues pour les former à la vie militaire et surtout à la vie maritime. Il est incontestable que les débuts et l'initiation au métier militaire ou maritime sont d'une rigueur vraiment pénible, même pour des hommes habitués par une existence antérieure aux rudesses du sort, au dur labeur du pain gagné quotidiennement. Cette vie pleine d'exercices nouveaux, multiples et fatigants, avec un sommeil parfois insuffisant et une alimentation peut-être un peu ménagée, dans laquelle, indépendamment du travail physique, les hommes doivent encore, pour se pénétrer des choses du métier, dépenser une concentration psychique vraiment pénible pour leurs intelligences peu développées, cette vie, dis-je, constitue un ensemble de circonstances vraiment bien fait, surtout par sa nouveauté et sa continuité incessante, pour surmener un organisme ; d'autant plus que ces conditions se réalisent chez des individus jeunes, qui n'ont pas encore atteint la période de résistance complète, qui n'ont pas eu le temps de faire ces réserves de force qui mettent l'homme fait en mesure de fournir à un moment donné une dépense organique invraisemblable. Chez ces jeunes soldats ou matelots, le travail d'accroissement physiologique absorbe une partie des recettes qui seraient déjà par elles-mêmes à peine suffisantes à équilibrer les dépenses exagérées de chaque jour ; les épiphyses ne sont pas encore toutes soudées ; les fonctions n'ont pas encore acquis entièrement cette détermination nette et précise qui leur permettra de jouer plus tard sans fatigue exagérée, leur rôle dans le concert synergique des forces constitutives de l'individu. D'ailleurs, autant les travaux du métier se répartissent avec égalité et d'une façon tolérable chez les militaires et marins plus avancés dans le service, autant ils incombent avec une multiplicité écrasante aux recrues qui doivent apprendre leur métier en un temps relativement très court, pour que l'État puisse tirer d'eux quelque service utile dans la période très limitée pendant laquelle il les retient sous les drapeaux. L'endurcissement des hommes à la fatigue n'est donc pas assez gradué et il devient d'emblée une cause dépressive. Cet ensemble de conditions réunies quotidiennement, avec persistance, a pour résultat de déterminer chez les jeunes recrues un état de surmenage ; peut-être peut-on dire que ce travail considéré en lui-même d'une façon absolue ne serait pas excessif ; ce qui le rend pénible, ce qui en fait un agent de surmenage, c'est surtout sa nouveauté ; c'est le manque d'adaptation de l'économie à ce genre inaccoutumé d'existence. Tout ce que je viens de dire s'applique surtout à une classe particulière d'hommes : aux jeunes Bretons que le recrutement ou l'inscription maritime appelle au service ; beaucoup d'entre eux savent à peine le français, leur intelligence n'a pas été ouverte ; par leur caractère naturellement mélancolique et triste, ils sont une proie naturelle à toutes les causes dépressives physiques ou morales. Ce sont ceux, dont on dit, dans l'argot des casernes, qu'ils ne sont pas *dégourdis ;* chez eux, le tableau que nous venons de tracer se réalise dans sa triste vérité. C'est dans cette catégorie de recrues que nous avons étudié les malades dont nous donnerons plus loin les observations.

Nous ferons remarquer déjà que nous distinguons soigneusement l'ensemble des faits que nous venons d'exposer de cet état complexe qu'on a appelé nostalgie ; nous ne voulons pas, à l'exemple de Haspel, voir dans le cas qui nous occupe une nostalgie à forme pneumonique : l'interprétation que nous proposerons est tout autre.

Les effets de surmenage sont complexes et multiples. Nous ne pouvons les étudier avec des détails beaucoup trop vastes pour notre plan, et exposer ici comme admises des théories qui ont encore besoin de preuves pour entraîner l'évidence. Nous nous bornerons à préciser nettement les effets physiologiques et pathologiques incontestables du surmenage et surtout ceux qui s'appliquent spécialement à l'étiologie que nous cherchons à déterminer.

Le fait caractéristique de la mise en jeu de n'importe quelle fonction de l'organisme, de n'importe quelle partie de l'individu, c'est une surexcitation des phénomènes de nutrition des tissus constitutifs de la partie considérée. A l'état du repos les tissus sont le siège de phénomènes lents et incessants de nutrition, desquels résulte le juste équilibre des recettes et des dépenses. Si l'organisme entre en action pour produire un effort, les actes de nutrition s'accélèrent. Matteuci, Spallanzani, Regnault avaient surtout attiré l'attention sur l'appel plus considérable de matériaux nutritifs fait par l'organisme dans l'exercice du mouvement. Voït, Pettenkofer ont montré un autre côté du phénomène, c'est l'abondance considérable des produits de désassimilation en ce cas, abondance telle que pour eux l'appel supplémentaire des éléments de nutrition, fait par l'organisme pendant le travail, ne suffirait pas à expliquer la grande différence qui existe dans la quantité des produits d'élimination pendant le repos ou pendant le mouvement, et qu'il faudrait admettre que l'oxygène est inspiré en excès pendant la nuit, mis en réserve dans les tissus et employé pendant le jour à l'oxydation des éléments. Spek et Lehman ont vu que l'urée produite pendant le travail était de beaucoup supérieure à celle produite pendant le repos. Parkes obtient les mêmes résultats. Hamon donne les chiffres suivants de production d'urée :

Au repos.	33	gr.
Pendant le travail .	45	»
Travail exagéré. . .	129	»

Un jeune homme apporté exténué dans le service de M. le professeur Gubler, après plusieurs jours de marche forcée, rendait 100 gr. d'urée par jour. La plupart des tissus, le tissu musculaire surtout, déterminent par leur fonctionnement la production de créatine, créatinine, xanthine, hypoxanthine, etc.

Liebig a trouvé dix fois plus de créatine dans le muscl e d'un renard forcé que dans celui d'un renard sacrifié dans son laboratoire ; pour Liebig, ces produits résulteraient de la combustion du muscle lui-même ; Pettenkofer y voit l'équivalent de l'azote introduit par l'alimentation, et M. le professeur G. Sée, dans une théorie moins exclusive et plus rationnelle, distingue l'urée provenant des aliments, celle qui est fournie par la désassimilation des tissus, celle qui est produite par le fonctionnement musculaire.

Indépendamment des produits déjà cités, mentionnons les ptomaïnes que Lussana a trouvées dans le sang des animaux surmenés : nous y reviendrons tout-à-l'heure avec plus de détail.

Donc tout travail musculaire ou nerveux un peu considérable demande en même temps qu'une hypernutrition et une réparation plus abondante de l'économie, une élimination rapide des produits de déchet qui l'encombrent, sous peine de voir les éléments anatomiques imprégnés de matières toxiques capables d'entraver leur activité vitale.

Un autre effet du surmenage sur lequel nous insisterons dans le cas présent, car il est d'actualité dans la question, c'est son action sur l'organe central de la circulation, sur le cœur. S'appuyant sur des idées théoriques plutôt que sur des faits, Shrotter, Bamberger, Kunze, ont dénié à l'exercice exagéré le pouvoir de produire seul la dilatation cardiaque ; ils sont contredits par la plupart des auteurs. Da Costa signale chez les jeunes gens surmenés pendant la guerre de sécession américaine une irritabilité du cœur, caractérisée par des palpitations intenses, et des douleurs qui pouvaient devenir la cause directe d'hypertrophie cardiaque. Les mineurs de Cornouailles, obligés de grimper une heure aux échelles pour remonter après le travail sont, dit

Peacok, fréquemment atteints de dilatation avec insuffisance mitrale, tandis que ceux de Durham et de Northumberland, qu'on remonte en machine, sont beaucoup moins atteints.

Treadwell note sur 199 soldats cardiaques, 158 qui le sont devenus à la suite de fatigue. En Angleterre, Mac Lean, Nickolson, et surtout Albutt Clifford, ont surtout insisté sur la dilatation du cœur avec ou sans hypertrophie produite par des fatigues exagérées dans des cas où on ne pouvait invoquer ni le rhumatisme, ni l'alcoolisme, ni le tabac.

En Allemagne, Frœntzel a noté la dilatation ventriculaire uni ou bilatérale à la suite de marches forcées autour d'Orléans chez des sujets jusque-là bien portants, Thurn a montré le développement des maladies du cœur à la suite de fatigues exagérées.

En France, M. Pitres a très bien démontré l'existence incontestable du même fait qui d'ailleurs a été noté souvent par les médecins militaires ; on peut en voir journellement des exemples chez les jeunes soldats ou matelots.

La production de cette lésion se comprend parfaitement d'ailleurs, malgré les expériences de Cl. Bernard et Marey, qui ont démontré l'abaissement de la pression artérielle pendant la contraction des muscles : il suffit de considérer que le cœur en tant que muscle participe lui-même à la dystrophie générale produite par la fatigue ; que l'état moral des jeunes soldats n'est pas sans retentissement sur cet organe ainsi que l'ont admis Corvisart, Beau, Leudet et Bermhein, mais la raison physiologique principale est celle-ci.

Le cœur se trouvant surchargé d'une grande quantité de sang noir est obligé de se surmener lui-même pour obtenir l'oxygénation nécessaire à l'organisme et pour lancer l'ondée sanguine jusqu'aux extrémités des membres, souvent serrés par des ceintures, des courroies de sacs, etc.

Fatalement il doit devenir insuffisant, céder et faiblir. M. Pitres expose ainsi cette évolution.

« Pendant l'exercice musculaire, la circulation périphé-
« rique est activée, les capillaires sont dilatés et les con-
« tractions des muscles tendent à chasser le sang dans les
« veines. Il en résulte d'une part un abaissement de la
« tension artérielle, d'autre part une élévation de la ten-
« sion veineuse. Mais à mesure que l'activité musculaire
« tend à détruire l'équilibre des pressions dans les vais-
« seaux, la respiration tend à le rétablir en accélérant son
« rythme. Les respirations deviennent plus fréquentes, la
« circulation pulmonaire devient plus rapide, des quantités
« plus grandes de sang traversent le poumon et dégagent
« d'autant le système veineux. Cette compensation a pour-
« tant une limite et si cette limite est dépassée, le cœur
« droit se dilate, les veines s'engorgent, tandis que le cœur
« gauche et les artères sont presque vides. »

CHAPITRE V

AUTOTYPHISATION ET PNEUMONIE

Nous avons maintenant les données qui nous permettront d'établir d'une façon rationnelle et vraisemblable l'étiologie et la nature des cas cliniques que nous avons étudiés.

Nous croyons qu'ils peuvent être définis :

Des fièvres par autotyphisation à détermination pneumonique, survenant chez des jeunes soldats ou matelots surmenés.

La question des fièvres par autotyphisation n'est pas bien ancienne, et déjà elle a trouvé d'ardents détracteurs : d'un côté, le monde extérieur avec les causes chimiques qu'il engendre, miasmes, exhalaisons ; de l'autre, les microbes, qui viennent fournir une explication si claire et si commode à l'étiologie des questions les plus obscures, tout a concouru à faire battre en brèche la théorie de l'autotyphisation. Mais cependant quand rien ne vient prouver, au moment de l'apparition d'un processus morbide, l'introduction dans l'organisme de miasmes ou de virus, quand une maladie se présente avec des allures spéciales, insolites, qui ne semblent pas relever des causes que nous connaissons, pourquoi ne pas admettre que l'organisme humain, détérioré par un travail exagéré, a donné naissance à des produits de désassimilation trop nombreux dont il n'a pu se débarrasser à temps, qui deviennent pour les éléments un milieu délétère qui les attaque et finalement intoxique tout l'individu comme le ferait un miasme exogène ? D'ailleurs, s'il est vrai que le microbe doit commander toute la pathologie, ne peut-on pas admettre qu'il ne peut être et prospérer que sur un terrain qui lui a été préparé par cette intoxication endogène ?

N'avons-nous pas appris que la salive humaine contient un principe toxique, ainsi que l'urine ? Si les liquides de l'organisme normal contiennent des poisons, dont nous nous protégeons en les éliminant, pourquoi ces mêmes poisons, produits en grande abondance chez un individu impuissant à les éliminer assez rapidement, ne frapperaient-ils pas cet individu jusqu'à la maladie ? Le fait ne se produit-il pas avec toute évidence chez les animaux, nos égaux au point de vue physiologique ?

M. Bouley a établi que, tout en reconnaissant la contagion comme cause principale de la morve, elle ne peut suffire à expliquer tous les faits. « Forcément, dit-il, nous nous trouvons conduit à admettre que la morve peut se développer spontanément chez le cheval dans certaines conditions, parmi lesquelles le travail paraît avoir un rôle prépondérant quand il excède les forces pendant longtemps et que les déperditions qu'il entraîne ne sont pas réparées par une alimentation proportionnelle. » De même MM. Renault et Reynal admettent, avec la plupart des vétérinaires, que l'influence d'une température élevée, des marais, d'une alimentation mauvaise, suffit à faire naître de toutes pièces le charbon, cette maladie pourtant établie comme virulente par excellence.

En 1865, Challan avait injecté à des animaux de la créatine et de la créatinine. Avec la créatine il obtenait de la fièvre, de l'affaissement, de la torpeur et la mort après quelques jours avec ou sans convulsions. La créatinine donnait des résultats à peu près analogues, mais un peu plus variables.

Ces expériences donnent à la théorie de l'antotyphisation un fondement rationnel et suffisant, mais nous croyons que dans les découvertes de la chimie contemporaine on peut trouver des arguments encore plus précis et des faits encore plus convaincants. En 1873, M. Gautier écrivait déjà : « L'azote des matières protéiques est éliminé par les putréfactions, en parti : à l'état de liberté, en partie combiné à l'hydrogène et à l'état d'ammoniaque, en partie sous forme d'alcaloïdes complexes encore mal étudiés. » Des recherches longues et persévérantes du savant chimiste l'amenèrent à préciser l'existence et la nature de ces alcaloïdes qu'il appela ptomaïnes et qui, découverts plus tard chez les êtres vivants, prirent le nom de leucomaïnes. Les ptomaines sont des alcalis souvent cristallisables et qui présentent les propriétés générales des alcaloïdes végétaux, tout en se distinguant d'eux par une réaction spéciale, la réduction du ferro-cyanure de potassium. Ils sont caractérisés par leur toxicité plus ou moins grande et leurs autres effets physiologiques, savoir : la dilatation, puis le resserrement de la pupille, l'irrégularité des pulsations cardiaques, la stupeur, les convulsions tétaniques, la mort avec arrêt du cœur en systole. M. Colin appréciait ainsi leur rôle devant l'Académie de Médecine en mai 1881 : « Nous voici « en présence d'agents nouveaux très énergiques, qui se « développent spontanément dans les tissus, dans les « liquides en voie de décomposition...., ils agissent à très « petites doses : ils sont toxiques. Tout cela est très re- « marquable : il est extrêmement important de rechercher « s'ils ne se développent pas dans le pus, dans les sérosi- « tés, dans les divers liquides, dans les tissus qui s'altè- « rent, et si par conséquent ils ne jouent pas un rôle dans « la production des accidents qu'on voudrait en ce mo- « ment mettre entièrement sur le compte des microbes. »

A la même époque, Lussana, en Italie, signalait effectivement la formation d'alcaloïdes analogues chez les animaux surmenés.

Dans une autre séance de l'Académie, en juin 1881, le Professeur Brouardel disait : « Dans notre communication « antérieure sur les ptomaïnes, nous n'avons parlé que de « leur formation après la mort ; des observations, d'un or- « dre un peu différent, doivent faire penser que ces al- « caloïdes peuvent se développer pendant la vie, sous l'in- « fluence de certains processus morbides ». Puis, parlant du cas particulier qui avait suscité cette remarque, il ajoute : « l'analyse chimique avait été faite aussi rapide- « ment que possible dans un temps assez rapproché de la « mort pour qu'il paraisse difficile de croire que cette pto- « maïne ait pu se développer en aussi grande abondance, « en un aussi court espace de temps », et plus loin : « il « semble donc que dans certaines maladies, plus particu- « lièrement dans les affections septiques, il peut se former « pendant la vie des alcaloïdes analogues aux ptomaïnes »,

Puis, après avoir parlé des maladies dans lesquelles le globule a perdu en partie le pouvoir d'absorber de l'oxygène, il dit : « N'y a-t-il pas là un lien qui semble rapprocher « la formation des alcaloïdes dans les cadavres, quand la « putréfaction s'opère avec un apport d'air insuffisant, de « la formation de produits septiques dans le cours des ma« ladies dans lesquelles le globule sanguin n'apporte plus « aux tissus une quantité d'oxygène normale. »

A la même séance, M. Gautier ajoute : « Je crois pouvoir « annoncer d'ores et déjà à l'Académie de Médecine, que les « alcaloïdes de Selmi, tels qu'ils viennent d'être définis, ne « sont pas essentiellement et uniquement formés par le « processus de la putréfaction et qu'on peut les trouver en « quantité plus ou moins grande, dans les produits nor« maux d'excrétion, qu'ils se forment en un mot en petite « quantité dans la plupart de nos tissus. »

D'ailleurs, M. Pouchet a retiré en 1880 une matière toxique de l'urine, à classer auprès des ptomaïnes, et M. Bochefontaine a aussi extrait des urines, une autre substance très vénéneuse analogue aux venins les plus actifs.

M. Gautier termine en disant : « Ces produits alcaloï« diques ou non de la vie physiologique ou morbide, m'ap« paraissent non plus comme des exceptions et des pro« duits formés *post mortem* ou même pathologiquement, « mais comme des résidus de la vie des tissus, pouvant « normalement ou anormalement s'accumuler dans le sang « ou être sécrétés par telle ou telle glande. »

Si j'insiste aussi longuement sur ces conclusions, c'est qu'elles ont une importance capitale et que leur exposé permet de suivre dès sa naissance l'histoire de ces produits si curieux. Ce que j'en ai dit permet de comprendre le rôle que je leur attribue ; et je formulerai maintenant nettement mon opinion en disant :

Le surmenage a déterminé chez les jeunes sujets que nous avons observés la production de déchets organiques multiples et toxiques ; les autres conditions que nous avons énumérées comme perturbatrices de la nutrition ont déterminé de même des troubles qui ont eu aussi pour conséquence la production de substances toxiques dont l'organisme surchargé et fatigué n'a pu se débarrasser : sous l'influence de cette double cause l'organisme infecté par autotyphisation est devenu le substratum d'une évolution pathologique fébrile, cette évolution a fréquemment eu une localisation thoracique :

1° Parce que la dilatation du cœur a produit une congestion pulmonaire et que le poumon étant le siège d'une congestion prédisposante est devenu un lieu de moindre résistance, ce qui a attiré sur lui la détermination morbide ;

2° Parce que le poumon, incessamment baigné par une masse sanguine considérable offre au poison une surface d'action vaste et dans le cas spécial qui nous occupe, particulièrement sensible. Jusqu'à présent M. Gautier n'a pas encore dit que les alcaloïdes organiques toxiques fussent volatils ; mais charriées avec le sang, les leucomaïnes ont agi sur le poumon comme irritant local et cette irritation portant sur un organe prédisposé a suffi pour y déterminer une localisation pathologique.

Dans certains cas cette localisation a pu être favorisée par un refroidissement qui en toute autre circonstance eût été absolument incapable de produire aucun désordre dans l'organisme.

Nous avons déjà dit que M. Lussana a constaté la production de leucomaïnes dans le sang d'animaux surmenés ; d'ailleurs si la ptomaïne se développe dans le cadavre, là où la nutrition des tissus est abolie ainsi que toute coordination de phénomènes trophiques, il est bien évident que la fatigue qui, comme le dit Carrieu : « Est constituée par « un trouble dans l'activité des éléments anatomiques « causé par un fonctionnement exagéré au point que la « réparation y est momentanément impossible », et plus loin: « la nutrition souffre, devient difficile, la fonction lan- « guit et même cesse » ; il est donc évident, dis-je, que la fatigue doit rapprocher singulièrement les tissus, quoique vivants, des conditions physiologiques de la cessation d'existence et favoriser par là au milieu d'eux la production d'alcaloïdes vénéneux ; d'ailleurs on trouve ici réalisée à un haut degré cette condition de la formation des ptomaïnes dans l'organisme vivant, indiquée par le professeur Brouardel, c'est-à-dire l'apport aux tissus d'une quantité insuffisante d'oxygène. Chez tous les animaux surmenés on constate un état dyscrasique du sang, analogue à celui des fièvres graves et y prédisposant d'ailleurs. La surcharge du sang par d'énormes quantités d'acide carbonique, l'insuffisance du cœur à un moment donné, contribuent à empêcher l'oxygénation normale des tissus et à les mettre dans des conditions favorables au développement des alcaloïdes. Puisqu'on considère assez généralement la pneumonie infectieuse, en tant que maladie générale de l'organisme, comme engendrée par des produits toxiques venus du dehors comme, par exemple, dans l'épidémie de Rodman, de Grimsham et Moore, Winter Blyth, Dahl, Kühn, Banti, Lobery, Kerschentenier, Botry, Costello, Penkert, Chaumier, Massalongo, sans compter les nombreuses relations qu'on trouve dans les journaux et les livres les plus récents ; pourquoi dans un cas, comme celui qui nous occupe, où rien ne vient accuser l'introduction d'un principe morbide extérieur à l'organisme, pourquoi ne pas admettre que ces effets sont dus à un poison endogène, né du surmènement de l'organisme frappant le poumon plus spécialement parce qu'il trouve en lui un organe déjà fatigué et prédisposé ?

Les causes que nous avons appelées dystrophiques dans leur ensemble ont aussi concouru à la formation des produits infectieux de l'organisme en détournant la nutrition de son évolution normale. Broussais dans sa thèse inaugurale a décrit sous le nom de fièvre hectique morale une forme grave de nostalgie résultant d'une surexcitation cérébrale continue ayant amené à sa suite un trouble profond des fonctions nutritives. Sans aller aussi loin, on peut admettre des formes mitigées de cette affection qui n'en retentiront pas moins sur le système de la nutrition.

M. Bouchard a établi les faits suivants :

Il existe à l'état normal des alcaloïdes dans le corps des individus vivants.

Ces alcaloïdes sont fabriqués dans le tube digestif et sont vraisemblablement élaborés par les organismes végétaux, agents des putréfactions intestinales.

On peut conclure de ces faits que tout ensemble de causes qui intéresse la nutrition, qui la dévie de son type normal ne pourra que concourir à augmenter la production d'alcaloïdes toxiques, les excrétions chargées de l'élimination de ces produits n'y suffiront plus : une partie restera dans l'organisme pour l'infecter.

Aussi dans le cas qui nous occupe, les principes toxiques, venus de cette source, ont contribué avec ceux produits par le surmènement à infecter l'organisme.

D'un autre côté, la lenteur avec laquelle s'est produit le surmenage chez les jeunes recrues dont nous parlons explique peut-être en partie le caractère de bénignité de la maladie. L'organisme n'a été saturé que peu à peu du poison endogène, il a préparé pour ainsi dire sa réaction de longue main et n'a pas été sidéré par l'infection brusque et généralisée d'un poison l'envahissant subitement. En cela cette évolution morbide a différé de ce qui se voit dans les guerres, à la suite de marches forcées, au milieu des privations et des préoccupations de toutes sortes où les jeunes armées comme celles de Wagram par exemple, quoique héroïques, jalonnent leurs routes de cadavres et encombrent les hôpitaux sur leur passage.

Quant à la détermination pneumonique de cette fièvre par autotyphisation, elle s'explique bien par les raisons que nous avons données plus haut. Dans des autopsies de soldats morts de fatigue après avoir été poursuivis par l'ennemi on a noté la congestion pulmonaire ; on en a aussi constaté l'existence chez les animaux surmenés. Que le tableau pathologique se déroule moins rapidement, que l'action du poison endogène soit lente et continue et le poumon attaqué par le principe irritant passera de la congestion à la pneumonie. D'ailleurs cette localisation n'a pas lieu de nous surprendre quand on voit le poison paludéen lui-même choisir parfois le poumon comme lieu d'élection et rester là comme ailleurs justiciable du sulfate de quinine.

En insistant autant que nous l'avons fait sur les alcaloïdes toxiques et sur les produits de désassimilation organique, nous n'avons eu nullement la prétention de nier l'existence du microbe de la pneumonie ; nous n'avons pas recherché sa présence dans le cas actuel, mais si elle eût été prouvée, l'autotyphisation n'en serait pas moins demeurée pour nous le fait initial qui aurait préparé le terrain sur lequel le microbe aurait pu se développer en sécrétant lui-même des produits leucomaïniques.

CHAPITRE VI

CONCLUSION

Nous finissons cette étude en citant ces paroles du professeur Jaccoud :

« Bien souvent la pneumonie est directement issue de la « prédisposition par un travail tout spontané de l'organisme : elle est de cause interne ; nous ne savons pas en « quoi consiste cette prédisposition ; mais l'observation « nous apprend qu'elle est à son maximum de puissance « chez les individus de constitution faible ou usée, aussi « bien que chez ceux qui, de constitution vigoureuse, ont « été soumis à des fatigues ou des travaux excessifs et qui « arrivent ainsi à être surmenés. »

Nous croyons que telle est la vraie doctrine sur la nature et l'étiologie des pneumonies que nous avons observées ; et nous reportant au début de ce travail, nous dirons que, à côté des pneumonies infectieuses de cause exogène de Rodman, Dahl et Banti, et tant d'autres observateurs, nous croyons qu'il existe une classe de pneumonies infectieuses de cause purement endogène.

OBSERVATIONS

Observation I

Pneumonie par autotyphisation à évolution complète.

T... Louis, 18 ans, né à Cherbourg, apprenti gabier, entré à l'hôpital le 2 septembre 1886. Est au service depuis 7 mois.

2 septembre. — Malade depuis deux jours. Antécédents morbides, oreillons en mai 1885. Il y a deux jours, il a ressenti un peu de frisson et a été pris de fièvre, a eu des vomissements verdâtres. Point de côté à gauche légèrement douloureux, prostration très notable. Le malade, très abattu, répond à peine et insuffisamment aux questions qu'on lui pose.

Température : 39°9.

Examen de la poitrine : Matité dans les deux tiers inférieurs du poumon gauche. Augmentation des vibrations thoraciques à ce niveau. Souffle peu accentué dans le tiers inférieur ; râles crépitants dans le tiers moyen.

Tis. d'orge : Pot. { Kermès . . . . 0 gr. 20
Sirop diacode . 20 gr. »

3 septembre. — Dans la nuit, vomissements bilieux ; 5 à 6 selles, liquides et noirâtres ; pas de douleur dans la fosse iliaque droite, pas d'augmentation du volume de la rate. Crachats rouillés. On entend en arrière, à gauche et en bas un souffle qui n'est pas aussi intense que l'est d'habitude celui de la pneumonie. Râles crépitants secs, peu nombreux au-dessus.

Langue rôtie.

Température : M. 39°. S. 40°,2.

Tis. de réglisse. Pot. ton. Pot. { Oxymel scillit. . 20 gr. / Sirop morphine . 20 gr. }

5 septembre. — Insomnie et prostration, parfois un peu d'agitation ; 5 ou 6 selles ; crachats moins colorés qu'hier ; 25 respirations par minute ; mêmes signes à l'auscultation.

Température : M. 40°,2. S. 40°,4.

Même traitement. Vésicatoires à gauche et en arrière.

6 septembre. — Expectoration plus abondante, le malade est plus calme et moins abattu. La diarrhée continue ; se plaint de n'avoir pas uriné depuis un jour ; on est obligé de le sonder.

Température : M. 39°,4. — S. 39°,9.

7 septembre. — Deux selles seulement, crachats moins colorés. Quelques râles crépitants de retour dans le poumon gauche à la partie inférieure.

Température : M. 39°,2. — S. 39°,6.

8 septembre. — Température, M. 39°,2. — S. 39°,4.

9. — Trois à quatre selles dans la nuit. Langue toujours noire et sèche, sommeil troublé, râles sous-crépitants nombreux dans la moitié gauche du poumon. Malade toujours abattu.

Température : M. 39°,8. — S. 39°,2.

Même traitement : en plus pot.	Bromure de potassium.	2 gr.
	Sp. simple	20 gr.
	Eau	120 gr.

10. — Température : M. 39°,3. — S. 39°, 8.

11. — Température : M. 38°,9. — S. 39°,2.

12. — Température : M. 38°,2. — S. 38°,8.

Pas de selles depuis 48 heures. Gros râles muqueux à la partie postérieure du thorax à gauche ; crachats épais, visqueux, gommant le linge. Etat général, toujours le même, quoique amélioré ; la langue est plus humide, elle n'est plus trémulente. Le malade est toujours abattu.

13. — Température : M. 37°,9. — S. 37°,8.

14. — Température : 37°,2.

14. — Le malade présente un aspect moins abattu ; état de faiblesse très grande ; muqueuses décolorées. Amaigrissement prononcé.

3 octobre. — Part en convalescence.

Observation II

Pneumonie par autotyphisation à forme abortive.

J... Jean-Marie, 20 ans, né à Engoat (Côtes-du-Nord), apprenti fusillier ; au service depuis deux mois et demi.

Entré à l'hôpital le 30 août 1886.

30 août. — Malade depuis deux jours. Douleur aux deux côtés de la poitrine, plus prononcée à droite ; ne reconnaît aucun refroidissement comme cause de sa maladie ; la fièvre a débuté la nuit, elle est apparue avec un frisson léger et de très courte durée. Le malade arrive dans un état de torpeur très prononcé. Langue très sèche, noirâtre ; trois selles depuis hier soir. Toux, expectoration de crachats rouillés ; comme signes physiques, légère submatité et respiration soufflante dans le poumon droit ; râles crépitants secs, peu abondants au tiers moyen, 23 inspirations par minute. Trois selles depuis hier soir.

Température : S. 39°,2.

Traitement. — Limonade citrique.

Potion :	Bromure de potassium.	3 gr.
	Sirop morphine. . . .	20 gr.
	Eau.	120 gr.

31 août. — État général très déprimé : 5 à 6 selles, liquides et noirâtres. Matité en arrière et à droite du thorax dans la partie inférieure du poumon, souffle peu prononcé au même niveau.

Température : M. 39°,5. — S. 40°,3.

Même traitement. Potion tonique, 6 ventouses scarifiées.

1er septembre. — Expectoration de crachats rouillés, fréquentes épistaxis.

Souffle à droite et en arrière. Langue trémulente. Pouls assez peu résistant : 28 inspirations par minute.

Température : M. 39°,4 — S. 40°,4.

2. — Douleurs abdominales, difficulté dans la miction, 5 à 6 selles liquides. Souffle et râles crépitants à la moitié inférieure du poumon droit.

Température : M. 40°,2. — S. 40°,6.

3. — Expectoration plus abondante et crachats légèrement rouillés, râles sous-crépitants à la partie inférieure du poumon droit. Langue un peu moins sèche ; 3 selles liquides.

Température : M. 39°,2. — S. 37°,8.

4. — Température : M. 37°,2. — S. 37°.

La respiration est un peu rude et accompagnée de nombreux râles sous-crépitants. Pendant plusieurs jours encore le malade, quoique sans fièvre, reste abattu et fatigué. La langue se débarrasse lentement et l'appétit ne revient que peu à peu.

L'amaigrissement est assez prononcé.

19 septembre. — Entre en congé de convalescence.

Observation III

Fièvre ayant évolué avec les mêmes symptômes généraux que celles précédemment décrites, mais sans localisation pulmonaire.

B..., Arsène, second maître de manœuvre de l'*Austerlitz*, entre à l'hôpital le 24 mai. Il est malade depuis le 22 mai. Il a pris à cette date 1 gr. 50 d'ipéca. Cet homme est sorti de l'hôpital le 9 mai après un séjour d'un mois et demi pour pleuro-pneumonie à droite. Il a tenu à reprendre son service à tout prix, et il s'est souvent trouvé fatigué à la fin de la journée.

Le 22 mai. — Il a été pris de fièvre assez vive sans cause apparente. Aujourd'hui, l'appareil respiratoire ne présente rien d'anormal, rien du côté des organes génito-urinaires ; céphalalgie assez vive ; pas de douleurs abdominales, pas de sommeil ; anorexie, langue très chargée, trémulente.

Une selle liquide en 24 heures. Dépression très prononcée de tout l'organisme. Quoique le malade soit un homme très énergique, il lui est impossible de réagir. Tous les matins il a été ausculté et examiné au point de vue de toutes les fonctions, rien n'a démontré l'existence d'une lésion d'un organe quelconque pouvant expliquer cette fièvre qui d'ailleurs n'a pas non plus présenté les symptômes de la dothiénenterie. Voici les températures pour une période de 15 jours.

		matin	soir			matin	soir
24	mai		39°7	1er	juin	39°	39°
25	»	39°7	39°6	2	»	38°5	39°2
26	»	39°2	39°9	3	»	38°8	39°
27	»	38°6	39°6	4	»	38°8	39°
28	»	39°	39°	5	»	39°	38°8
29	»	38°9	38°9	6	»	38°7	38°6
30	»	37°7	38°8	7	»	38°5	38°9
31	»	38°6	38°8	8	»	38°1	38°7
				9	»	38°7	38°8
				10	»	38°2	38°6
				11	»	37°5	37°5
				12	»	36°9	38°9
				13	»	36°6	37°4

Cet homme ne s'est remis que lentement et l'état de faiblesse dans lequel il s'est trouvé à la fin de sa maladie l'a forcé à entrer en congé de convalescence.

Le traitement, quoique énergique, car il a reposé sur les toniques, les excitants et les antithermiques, n'a pu arrêter la marche de la maladie.

Imp. de l'Ouest, A. Nézan, Mayenne.

www.ingramcontent.com/pod-product-compliance
Lightning Source LLC
LaVergne TN
LVHW012014160826
845678LV00002B/824

* 9 7 8 2 3 2 9 6 7 0 4 2 3 *